FAMILIEN REZEPTE

Gesund Kochen mit dem Thermomix. Mit Punkten!

ANDREA ZIMMER

Inhaltsverzeichnis

NUDELN MT GEMÜSEBOLOGNESE

PUNKTE

6 pro Portion

ZUTATEN

4 Portionen

- 200 g Nudeln
- 1 Zwiebel, schälen, halbieren
- 1 Knoblauchzehe, schälen
- 1 Zucchini
- 3 Möhren
- 1 Dose stückige Tomaten (circa 390 g)
- 1 Brühwürfel
- 1 EL Frischkäse, fettarm
- 200 g Wasser
- 40 g Tomatenmark
- 1 Prise Salz
- 1 Prise Pfeffer

ZUBEREITUNG

1. Die Nudeln nach Packungsanweisung kochen.
2. Anschließend die Zucchini und die Möhren in Stücke schneiden und diese in den Thermomix geben. Die Zwiebel und de Knoblauch schälen, halbieren und ebenfalls in den Thermomix geben. Das Gemüse circa 5 Sekunden auf Stufe 5 zerkleinern.
3. Nun alle restlichen Zutaten hinzugeben und die Soße circa 15 Minuten im Linkslauf bei 95 Grad Celsius auf Stufe 1 kochen.
4. Zum Schluss die Nudeln mit der Gemüsebolognese vermengen.

KOHLRABI-MÖHRENSUPPE

PUNKTE

2 pro Portion

ZUTATEN

1 Portion

- 1 Stück Kohlrabi
- 2 Möhren
- 1 Zwiebel
- 1 EL Gemüsebrühpaste
- 1 EL Milch, 1,5%
- 250 g Wasser
- 1 EL Zitronensaft
- 1 TL Majoran
- 1 EL Olivenöl

ZUBEREITUNG

1. Die Möhren, den Kohlrabi sowie die Zwiebel schälen und in groben Stücken in den Thermomix geben. Anschließend den Messbecher einsetzen und alles für 5 Sekunden auf Stufe 5 zerkleinern.
2. Danach mit dem Spatel alles nach unten schieben.
3. Das Olivenöl hinzugeben und das zerkleinerte Gemüse für 3 Minuten/Varoma auf Stufe 1 andünsten.
4. Nun die Gemüsebrühpaste und 250 g Wasser hinzufügen und das Gemüse für 18 Minuten bei 100 Grad Celsius garen.
5. Nach Ablauf dieser 18 Minuten wird die Suppe für etwa 20 Sekunden auf Stufe 8 püriert.
6. Zum Schluss die Milch und den Zitronensaft hinzugeben und die Suppe mit Pfeffer, Salz und Majoran abschmecken.

PUTENFRIKASSEE MIT LAUCH UND ERBSEN

PUNKTE

7 pro Portion

ZUTATEN

2 Portionen

- 300 g gewürfeltes Putenbrustfilet
- 1 Zwiebel, kleingeschnitten
- 1 Stange Lauch, kleingeschnitten
- 1 TL Rapsöl
- 120 g Reis
- 1000 g Wasser
- 130 g Erbsen
- 1 TL Gemüsebrühe
- 2 TL Salz

ZUBEREITUNG

1. Zunächst wird das Putenbrustfilet gewürfelt und in den Varoma-Einlegeboden gegeben, welcher vorher mit Backpapier ausgelegt wurde.
2. Den Lauch in den Thermomix geben, für 4 Sekunden auf Stufe 4 zerkleinern und dann zusammen mit den Erbsen in den Varoma geben.
3. Anschließend die Schalotte in den Thermomix geben und auf Stufe 4 für 5 Sekunden zerkleinern. Danach mit 1 TL Rapsöl für 2 Minuten auf Stufe 2 bei 100 Grad Celsius andünsten und danach über dem Fleisch verteilen.
4. Das Wasser und das Salz in den Thermomix gegeben und danach das Garkörbchen einhängen und den Reis einwiegen.
5. Alles zusammen bei 30 Minuten/Varoma/Stufe 1 garen.
6. Reis und Varoma anschließend zur Seite stellen und die Garflüssigkeit auffangen.
7. 250 g der Garflüssigkeit zusammen mit einem TL Gemüsebrühe bei 100 Grad Celsius auf Stufe 2 für 2 Minuten aufkochen.
8. Zum Schluss das Putenfleisch, die Erbsen und der Lauch hinzugegeben und alles für 3 Minuten bei 100 Grad Celsius im Linkslauf auf Stufe 1 garen.

MÖHREN-LASAGNE

PUNKTE

9 pro Portion

ZUTATEN

2 Portionen

- 300 g Möhren
- 10 ml Olivenöl
- 1 Dose stückige Tomaten
- 1,5 TL Salz
- 1/2 TL Pfeffer
- 1 TL Curry
- 1 TL Gemüsebrühe
- 200 g Frischkäse bis 1% Fett
- 2 EL Basilikum
- 6 Lasagneplatten

ZUBEREITUNG

1. Den Backofen auf 200 Grad Celsius vorheizen.
2. Zunächst die Möhren schälen, grobgeschnitten in den Mixtopf gegeben und für 5 Sekunden auf Stufe 5 zerkleinert. Das Olivenöl hinzufügen und alles für 2,5 Minuten/Varoma/Stufe 1/Linkslauf andünsten.
3. Anschließend die Tomaten, Gewürze und die Gemüsebrühe hinzugeben und für circa 6 Minuten bei 100 Grad Celsius im Linkslauf auf Stufe 1 aufkochen lassen.
4. Basilikum und den Frischkäse zugeben und für 2 Minuten bei 100 Grad Celsius auf Stufe 1 im Linkslauf mitkochen lassen.
5. Nun die Lasagneplatten mit der Soße in einer Auflaufform schichten. Dabei mit einer Schicht Tomaten-Karottensoße beginnen und abschließen.
6. Die Lasagne im vorgeheizten Backofen für 40 Minuten bei 200 Grad Celsius backen.

TOMATEN-RISOTTO

PUNKTE

20 pro Portion

ZUTATEN

2 Portionen

- 45 g Parmesan
- 1 Zwiebel
- 1 EL Basilikum
- 1 TL Olivenöl
- 140 g Risottoreis
- 300 g Tomatensaft
- 200 g Gemüsebrühe
- 300 g Tomaten
- Salz
- Pfeffer

ZUBEREITUNG

1. Den Parmesan in den Mixtopf geben und für 10 Sekunden auf Stufe 10 zerkleinern. Anschließend in eine Schüssel umfüllen und den Mixtopf ausspülen.
2. Die Zwiebel schälen, halbieren und in den Mixtopf geben. Auf Stufe 5 für 3 Sekunden zerkleinern.
3. Anschließend das Olivenöl hinzugeben und für 3 Minuten auf Stufe 1 bei 100 Grad Celsius andünsten.
4. Den Risottoreis zugeben und für 3 Minuten bei 100 Grad Celsius im Linkslauf auf Stufe 1 andünsten.
5. Mit 1/4 Tomatensaft und 1/4 Gemüsebrühe ablöschen und für 5 Sekunden im Linkslauf auf Stufe 2 verrühren.
6. Danach den restlichen Tomatensaft und die restliche Gemüsebrühe hinzugießen und für 20 Minuten bei 100 Grad Celsius auf Sanftrührstufe im Linkslauf garen.
7. Die Tomaten in Würfel schneiden und zusammen mit dem Basilikum und dem Parmesan unterrühren. Das Risotto abschließend mit etwas Salz und Pfeffer abschmecken.

5

HÜHNERFRIKASSEE

PUNKTE

4 pro Portion

ZUTATEN

2 Portionen

- 400 g Gemüsebrühe
- 50 ml fettarme Milch, 1,5%
- 240 g Hähnchenbrustfilet
- 200 g Spargel, in kleine Stücke schneiden
- 200 g Champignons, in Scheiben schneiden
- 100 g tiefgekühlte Erbsen
- 40 g Reis
- 3 TL Mehl
- Salz
- Pfeffer
- Zitrone

ZUBEREITUNG

1. Die Gemüsebrühe in den Mixtopf geben und den Reis im Garkörbchen eingewiegen.
2. Das Hähnchenbrustfilet Würfel und in den Varoma geben.
3. Den Spargel schälen und in Stücke schneiden. Die Champignons in Scheiben schneiden. Beides zusammen mit den Erbsen in den Einlegeboden legen und alles bei 25 Minuten /Varoma/Stufe 2 garen.
4. Anschließend den Reis, das Gemüse und das Fleisch warmstellen.
5. Die Gemüsebrühe, die Milch, das Mehl, das Salz, den Pfeffer und einen Spritzer Zitronensaft in den Thermomix geben und die Soße für 3 Minuten bei 100 Grad Celsius auf Stufe 2 aufgekochen lassen.
6. Zum Schluss das Gemüse zusammen mit dem Reis und dem Fleisch servieren und die Soße oben drüber verteilen.

PUTEN-REIS-PFANNE

PUNKTE

7 pro Portion

ZUTATEN

4 Portionen

- 200 g Reis
- 40 g getrocknete Tomaten ohne Öl
- 600 g heiße Gemüsebrühe
- 400 g Putenbrustfilet
- 3 Zucchini
- 4 EL Tomatenmark
- 1 Kugel Mozzarella, 20% Fett
- 150 g Mais
- Salz und Pfeffer zum Abschmecken
- 2 TL gehackter Oregano

ZUBEREITUNG

1. Das Putenbrustfilet abspülen, trocken tupfen und in Streifen schneiden. Anschließend mit Salz und Pfeffer würzen und auf den Varomaeinlegeboden verteilen.
2. Die Zucchini waschen, die Streifen schneiden, würzen und in den Varoma legen.
3. Die heiße Gemüsebrühe und die getrockneten Tomaten in den Thermomix geben.
4. Das Garkörbchen einhängen und den Reis einwiegen.
5. Anschließend den Thermomix verschließen und den Varoma inklusive Einlegeboden aufsetzen. Alles für 25 Minuten/Varoma/Stufe 1 garen lassen.
6. Danach den Varoma entfernen und das Fleisch sowie die Zucchini warmstellen.
7. Nun den Messbecher auf den Thermomix aufsetzen und den Reis für weitere 10 Minuten bei 100 Grad Celsius auf Stufe 1 weiterkochen lassen.

8. In der Zwischenzeit den Mais zu den Zucchini-Streifen gegeben und den Mozzarella in kleine Würfel schneiden.
9. Den fertigen Reis ebenfalls warmstellen.
10. Zu der Garflüssigkeit und den aufgeweichten getrockneten Tomaten noch 100 ml Wasser, das Tomatenmark, 1 Prise Pfeffer und Oregano zufügen und zu einer Soße pürieren und diese abschließend über den Reis, das Gemüse und das Fleisch geben.

LASAGNESUPPE

PUNKTE

10 pro Portion

ZUTATEN

3 Portionen

- 3 TL Rapsöl
- 2 Zwiebeln
- 450 g Tatar
- 500 g Gemüsebrühe
- 3 TL Tomatenmark
- 3 Dose stückige Tomaten
- 6 Lasagneplatten
- 3 EL saure Sahne, 10% Fett
- 3 EL Parmesan
- 3 EL Basilikum
- Italienische Kräuter
- Salz und Pfeffer zum Abschmecken

ZUBEREITUNG

1. Die Zwiebeln, schälen, halbieren und im Thermomix für 5 Sekunden auf Stufe 5 zerkleinern.
2. 3 TL Rapsöl hinzugeben und die Zwiebel für 2 Minuten/Varoma/Stufe 0,5 andünsten.
3. Anschließend das Tatar zugeben und für 8 Minuten bei 100 Grad Celsius auf Stufe 1 im Linkslauf leicht köcheln lassen.
4. Danach die Gemüsebrühe, die stückigen Tomaten, das Tomatenmark und die italienischen Kräuter zugeben. Alles für 12 Minuten bei 100 Grad Celsius auf Stufe 1 im Linkslauf köcheln lassen.
5. Die Lasagneplatten in mundgerechte Stücke teilen, mit in den Thermomix geben und die Suppe für weitere 12 Minuten auf Stufe 1 bei 100 Grad Celsius im Linkslauf kochen lassen.
6. Abschließend das Basilikum, den Parmesan und die saure Sahne zufügen und die Suppe nochmals mit etwas Salz und Pfeffer abschmecken.

ERDNUSS-HÄHNCHEN-PFANNE

PUNKTE

13 pro Portion

ZUTATEN

4 Portionen

Dressing
- 100 g Magermilchjoghurt bis 0,5 % Fett
- 50 g saure Sahne, 10% Fett
- 1 TL Senf
- 0,5 TL Salz
- 0,5 TL Pfeffer
- 50 g Wasser

Hähnchengeschnetzeltes
- 400 g Hähnchengeschnetzeltes
- 2 EL Sojasoße
- 1 Prise Paprikapulver

Salat
- 1/2 Eisbergsalat
- 4 Tomaten
- 1 Bund Lauchzwiebeln

Reis
- 1000 g Wasser
- 300 g Reis
- 2 Gemüsewürfel

Soße
- 6 TL Erdnusscreme
- 6 EL Frischkäse, bis 16% Fett
- 1 Spritzer Honig
- Salz
- Pfeffer

ZUBEREITUNG

1. Das Hähnchengeschnetzelte abspülen, trocken tupfen und mit der Sojasoße und dem Paprikapulver marinieren.
2. Den Rühraufsatz aufsetzen, alle Zutaten für das Dressing in den Mixtopf geben und für 30 Sekunden auf Stufe 3 verrühren. Anschließend das Dressing in eine Schüssel geben und zur Seite stellen.
3. Den Mixtopf ausspülen und das marinierte Hähnchengeschnetzelte in den oberen Varoma legen. Das Wasser und die Gemüsewürfel in den Mixtopf geben. Den Reis in dem Gareinsatz einwiegen. Dann den Varoma aufsetzen und alles für 28 Minuten/Varoma/Stufe 1 garen.
4. Den Eisbergsalat waschen, trocken schleudern und zerkleinern. Die Tomaten waschen und kleinschneiden. Die Lauchzwiebeln waschen, in Ringe schneiden und zuletzt alle Salatzutaten gut miteinander vermengen.
5. Den Reis und das Hähnchengeschnetzelte warmstellen. 300 g Garflüssigkeit in den Mixtopf geben, die Erdnusscreme und den Frischkäse zugeben und alles für 30 Sekunden auf Stufe 5 vermischen. Zum Schluss mit Honig verfeinern und mit Salz und Pfeffer abschmecken.
6. Abschließend das Fleisch, den Reis und die Soße miteinander vermengen und mit dem Salat und dem Dressing servieren.

NUDELTOPF MIT WÜRSTCHEN

PUNKTE

14 pro Portion

ZUTATEN

2 Portionen

- 150 g Hörnchennudeln
- 1 Zwiebel
- 2 Paprika, gewürfelt
- 2 Geflügelwiener, in Scheiben geschnitten
- 1 TL Pflanzenöl
- 100 g tiefgekühlte Erbsen
- 200 g Tomatensaft
- 2 EL Ajvar
- 2 EL Creme Légere
- 1 EL gehackte Petersilie
- 3 Tomaten, in Würfel geschnitten
- Salz und Pfeffer zum Abschmecken

ZUBEREITUNG

1. Die Nudeln nach Packungsanweisung in Salzwasser kochen.
2. Die Zwiebel schälen, halbieren, in den Thermomix geben und für 5 Sekunden auf Stufe 5 zerkleinern.
3. Das Pflanzenöl, die Paprikawürfel und die Würstchenscheiben zugeben und alle für 5 Minuten auf Stufe 1 bei 100 Grad Celsius anbraten.
4. Erbsen, Tomatensaft, Ajvar, Creme Légere und die Gewürze mit in den Thermomix geben und die Suppe für 4 Minuten auf Stufe 1 im Linkslauf bei 100 Grad Celsius erwärmen.
5. In der Zwischenzeit die Nudeln abgießen und in eine Schüssel gegeben.
6. Nun die gestückelten Tomaten und die Petersilie in den Thermomix zufügen und für 2 Minuten bei 100 Grad Celsius auf Stufe 1 im Linkslauf mit erwärmen.
7. Abschließend die Nudeln mit zur Suppe hinzugeben und mit etwas Salz und Pfeffer abschmecken.

ROSENKOHL-TATAR-PFANNE

PUNKTE

11 pro Portion

ZUTATEN

2 Portionen

- 500 g Rosenkohl
- 1 Zwiebel
- 100 g Tatar
- 2 EL Pflanzenöl
- 500 g Wasser
- 1 EL Gemüsebrühpulver
- 100 g Reis
- 1/2 TL Salz
- 1 Prise Paprikapulver
- 1 Prise Muskatnuss
- 1 EL Petersilie
- 1 EL Schnittlauch

ZUBEREITUNG

1. Den Rosenkohl am Strunk jeweils kreuzförmig einschneiden und in den Varoma geben.
2. 500 g Wasser und 1 EL Gemüsebrühpulver in den Thermomix geben. Den Reis in das Garkörbchen einwiegen. Alles für 30 Minuten/Varoma/Stufe 1 garen.
3. In der Zwischenzeit das Tatar in einer beschichteten Pfanne, ohne Fett anbraten und zur Seite stellen.
4. Den fertigen Reis und den Rosenkohl ebenfalls nur Seite stellen und warmhalten.
5. Die Zwiebel schälen, halbieren, in den Thermomix geben und für 5 Sekunden auf Stufe 5 zerkleinern. Anschließend mit dem Spatel nach unten schieben. 2 EL Pflanzenöl mit in den Thermomix geben und die Zwiebel für 3 Minuten bei 120 Grad Celsius auf Stufe 1 andünsten.

6. 150 g der aufgefangenen Brühe, das Tatar und die Gewürze in den Thermomix zugeben und für 3 Minuten bei 100 Grad Celsius im Linkslauf vermischen.
7. Zum Schluss den Reis und den Rosenkohl unter die Sauce mischen und die Kräuter oben drüber streuen.

CANNELLONI MIT HACKFLEISCHFÜLLUNG

PUNKTE

18 pro Portion

ZUTATEN

3 Portionen

Cannelloni-Füllung
- 1 Zwiebel
- 400 g Hackfleisch
- 1 Ei
- 0,5 TL Salz
- Pfeffer
- 12 Cannelloni
Soße
- 4 Möhren
- 1 Zwiebel
- 1 Knoblauchzehe
- 800 g stückige Tomaten
- 1 TL Salz
- Pfeffer
- 20 g Parmesan
- 1 TL Öl
- 1 TL Basilikum
Zum Überbacken
- 100 g geriebenen Käse, 30% Fett

ZUBEREITUNG

1. Zunächst die Zwiebel schälen, halbieren, in den Thermomix geben und für 5 Sekunden auf Stufe 5 zerkleinern. Anschließend das Hackfleisch, das Ei, das Salz und den Pfeffer dazugeben und für 10 Sekunden auf Stufe 3 vermischen. Die Masse in die Cannelloni füllen und diese zur Seite legen.

2. Folgend die Soße zubereiten. Hierfür die Möhren, die Zwiebel und den Knoblauch schälen, halbieren, in den Thermomix geben und für 5 Sekunden auf Stufe 5 zerkleinern.
3. 1 TL Öl hinzufügen und das zerkleinerte Gemüse für 4 Minuten/Varoma/Stufe 1 andünsten. Die restlichen Zutaten für die Soße zugeben und diese für 10 Minuten bei 100 Grad Celsius auf Stufe 1 weiter garen.
4. Die Hälfte der Soße in die Auflaufform füllen, die Cannelloni darauf verteilen und danach die restliche Soße darüber verteilen.
5. Abschließend die Cannelloni mit Käse bestreuen und die Auflaufform 30 Minuten bei 200 Grad Celsius in den Backofen geben.

CURRYSCHNITZEL MIT REIS

PUNKTE

10 pro Portion

ZUTATEN

4 Portionen

- 600 g Schweineschnitzel
- 2 Paprika, rot
- 1 Paprika, gelb
- 280 g Reis
- 1200 g Wasser
- 2 TL Gemüsebrühpulver
- 2 TL Curry
- 1 Knoblauchzehe
- Salz und Pfeffer zum Abschmecken

Soße
- 100 g Kräuterfrischkäse, 1% Fett
- 1 TL Curry
- 0,5 TL Salz
- 1 TL Curry
- 1 TL Italienische Kräuter
- Pfeffer

ZUBEREITUNG

1. Die roten Paprika entkernen und in mundgerechte Stücke schneiden.
2. Das Fleisch zusammen mit der roten Paprika in dem Varoma verteilen und mit Salz und Pfeffer würzen.
3. Den Knoblauch schälen. Die gelbe Paprika entkernen und in groben Stücken, zusammen mit dem Knoblauch in den Thermomix geben und für 5 Sekunden auf Stufe 5 zerkleinern. Anschließend das Wasser, das Gemüsebrühpulver und das Curry hinzugeben.
4. Gareinsatz einsetzen und den Reis einwiegen. Deckel schließen und den Varoma aufsetzen. Nun alles für 30 Minuten auf Stufe 1 garen und mit etwas Salz und Pfeffer abschmecken.

5. Varomainhalt und den Reis warmstellen.
6. Die Garflüssigkeit zusammen mit den Zutaten für die Soße in den Thermomix geben und die Soße für 6 Minuten bei 100 Grad Celsius auf Stufe 4 köcheln lassen.
7. Abschließend das Fleisch zusammen mit dem Reis und der Soße servieren.

ASIAPFANNE SÜß-SAUER

PUNKTE

7 pro Portion

ZUTATEN

2 Portionen

- 80 g Basmatireis
- 240 g Schweineschnitzel
- 40 g Cashewkerne
- 500 g Asia-Gemüse-Mix
- 800 g Gemüsebrühe

Soße
- 3 EL Sojasoße
- 1 EL Tomatenmark
- etwas Honig
- 1 TL Zitronensaft
- Salz und Pfeffer zum Abschmecken

ZUBEREITUNG

1. Zunächst die Cashewkerne in den Thermomix geben und kurz auf Stufe 7-8 hacken. Diese dann umfüllen und zur Seite stellen.
2. Das Gemüse in den Varoma geben. Das Fleisch in Streifen schneiden und auf dem Einlegeboden verteilen.
3. Die Gemüsebrühe in den Thermomix geben und den Reis in das Garkörbchen einwiegen. Anschließend den Thermomix verschließen und den Varoma aufstellen.
4. Dann alles bei Stufe 1/Varoma für 25 Minuten garen lassen.
5. Den Reis warmstellen und das Gemüse mit dem Fleisch in eine Schüssel geben.
6. 80 g der Garflüssigkeit in den Thermomix geben und die Sojasoße, das Tomatenmark, den Honig sowie den Zitronensaft hinzufügen. Alles für 2 Minuten auf Stufe 3 bei 90 Grad Celsius erhitzen.
7. Das Fleisch mit dem Reis und der Soße vermengen, mit Salz und Pfeffer abschmecken und die Cashewkerne oben drüber geben.

HÄHNCHENBRUST MIT CHILI-HONIG-SOßE

PUNKTE

10 pro Portion

ZUTATEN

4 Portionen

- 600 g Hähnchenbrustfilet
- 300 g Basmatireis
- 1 TL Salz
- 1000 g Wasser

Soße

- 500 g Wasser
- 250 g passierte Tomaten
- 1 TL Salz
- 1 TL Pfeffer
- 1 TL Zwiebelpulver
- 1/2 TL Knoblauchpulver
- 1/2 TL Chili
- 40 g Mehl
- 180 g Mais
- 1 EL Honig
- 1 EL Balsamico Essig

ZUBEREITUNG

1. Zunächst das Fleisch in einer Pfanne mit 2 TL Öl anbraten und anschließend in den Varoma gelegt.
2. Den Reis in das Garkörbchen einwiegen, 1 TL Salz darüber verteilen und mit 1 Liter Wasser übergießen. Den Varoma aufsetzen und für 25 Minuten /Varoma auf Stufe 1 garen.
3. Reis und Fleisch warmhalten.
4. Alle Zutaten für die Soße, bis einschließlich dem Mehl, in den Thermomix geben und für 6 Minuten auf Stufe 4 bei 100 Grad Celsius kochen.

5. Zum Schluss noch die restlichen Zutaten zugeben und die Soße für 1 Minute bei 100 Grad Celsius im Linkslauf auf Stufe 1 garen.
6. Das Fleisch mit dem Reis servieren und die Soße darüber geben.

RINDERGULASCH

PUNKTE

4 pro Portion

ZUTATEN

4 Portionen

- 500 g Rindergulasch
- 2 rote Paprika
- 2 Zwiebeln
- 2 Knoblauchzehen
- 2 TL Gemüsepaste
- 1 TL Salz
- 1 TL Paprika edelsüß
- 1 TL Paprika scharf
- 50 g Tomatenmark
- 5 g Speiseöl
- 500 g Wasser

ZUBEREITUNG

1. Die Zwiebeln und den Knoblauch schälen, halbieren, in den Thermomix geben und für 6 Sekunden auf Stufe 6 zerkleinern.
2. Den Deckel öffnen und mit dem Spatel alles nach unten schieben. Das Öl hinzugeben und für 3 Minuten/Varoma auf Stufe 2 andünsten.
3. Die Paprika entkernen, in Stücke schneiden, dazugeben und für 6 Sekunden auf Stufe 6 zerkleinern. Alles mit dem Spatel nach unten schieben und für 3 Minuten/Varoma auf Stufe 2 andünsten.
4. Das Fleisch und das Tomatenmark zugeben und für 5 Minuten bei 100 Grad Celsius mit dem Messbecherdeckel dünsten lassen.
5. Alle restlichen Zutaten hinzufügen und das Gulasch für 70 Minuten bei 100 Grad Celsius im Linkslauf kochen.

PUTEN-GEMÜSE-TOPF

PUNKTE

8 pro Portion

ZUTATEN

4 Portionen

- 400 g Putenbrust, in Streifen
- 1 TL Tomatenpesto
- 600 g Kartoffeln
- 600 g Gemüse (nach Belieben)
- 1 TL Gemüsepaste
- 1 Zwiebel
- 1 TL Knoblauchpaste
- 15 g Olivenöl
- 500 g Wasser
- 1 TL Paprika, edelsüß
- 1 TL Salz
- 1/4 TL Muskat
- 1 TL Pizzagewürz
- 1 TL Basilikum
- 1 TL Majoran
- 90 g Tomatenmark
- 2 EL Mehl
- 150 g saure Sahne, 10% Fett

ZUBEREITUNG

1. Die Zwiebel schälen, halbieren und zusammen mit der Knoblauchpaste in den Thermomix geben und auf Stufe 5 für 5 Sekunden zerkleinern. Anschließend alles mit dem Spatel nach unten schieben. Das Öl zugeben und alles für 3 Minuten/Varoma auf Stufe 2 andünsten.
2. Das Gemüse schälen und in mundgerechte Stücke schneiden. Diese in den Varoma legen, Backpapier unter Wasser zerknüllen und auf den Einlegeboden legen. Die Putenbrust mit dem Tomatenpesto bestreichen und auf dem Einlegeboden verteilen.

3. Die Kartoffeln schälen, in Stücke schneiden und in das Garkörbchen geben.
4. Wasser und alle restlichen Zutaten, außer der sauren Sahne und dem Mehl, in den Thermomix geben. Das Garkörbchen einhängen, den Varoma aufsetzen und alles für 30 Minuten/Varoma auf Stufe 2 garen.
5. Anschließend den Varoma absetzen und das Garkörbchen entnehmen. Die saure Sahne und das Mehl zugeben und alles für 3 Minuten bei 100 Grad Celsius auf Stufe 3 eindicken lassen.
6. Alle Zutaten miteinander vermengen und nochmals entsprechend der Gewürze abschmecken.

CURRYHÄHNCHEN MIT REIS

PUNKTE

9 pro Portion

ZUTATEN

4 Portionen

- 500 g Hähnchenbrust, in Würfel schneiden
- 2 Paprikaschoten
- 300 g Zucchini
- 800 g Wasser
- 1 TL Salz
- 300 g Reis
- 100 g Milch, 1,5% Fett
- 1 TL Salz
- 1 TL Zwiebelpulver
- 1 TL Curry
- 40 g Mehl

ZUBEREITUNG

1. Das Fleisch mit Salz, Pfeffer und Curry würzen und auf dem Einlegeboden des Varoma verteilen.
2. Die Paprikaschoten entkernen und in Stücke schneiden. Die Zucchini vierteln und ebenfalls in Stücke schneiden. Beides in den Varoma geben.
3. Wasser und Salz hinzufügen.
4. Den Reis in dem Gareinsatz einwiegen. Anschließend den Deckel schließen und den Varoma für 30 Minuten auf Stufe 1 aufsetzen.
5. Nach der Garzeit den Varomainhalt und den Reis warmstellen.
6. Die Garflüssigkeit auf 500 ml mit Wasser auffüllen, Milch, Gewürze und das Mehl dazugeben und alles für 5 Minuten bei 100 Grad Celsius auf Stufe 4 kochen.
7. Zum Schluss alles miteinander vermengen.

SPAGHETTI MIT LACHSSPINAT

PUNKTE

8 pro Portion

ZUTATEN

2 Portionen

- 120 g Spaghetti
- etwas Salz
- 450 g Blattspinat
- 70 g Wasser
- 150 g Lachsfilet
- 1/2 Zitrone
- 100 g fettarme Milch
- 1 TL Soßenbinder, hell
- etwas Pfeffer
- etwas Muskat

ZUBEREITUNG

- Die Spaghetti nach Packungsanweisung kochen.
- Den Spinat zusammen mit dem Wasser in den Mixtopf und den Lachs in den Varoma geben. Für 15 Minuten/Varoma im Linkslauf auf Stufe 1 rühren.
- Den Varoma abnehmen und den Spinat nochmals für 5 Minuten bei 100 Grad Celsius im Linkslauf auf Stufe 1 kochen.
- In der Zwischenzeit den Lachs in Würfel schneiden.
- Die Milch zum Spinat geben, kurz aufkochen lassen und anschließend den Soßenbinder unterrühren.
- Zum Schluss Salz, Pfeffer, Zitronensaft und Muskat hinzugeben und kurz alles miteinander verrühren.
- Den Spinat in eine Schüssel geben und den Lachs unterheben.

BANDNUDELN MIT THUNFISCH-TOMATENSOßE

PUNKTE

11 pro Portion

ZUTATEN

2 Portionen

- 150 g Bandnudeln
- 1 Zwiebel
- 1 Knoblauchzehe
- 2 TL Öl
- 1 Dose stückige Tomaten
- 2 EL Kapern
- 50 g schwarze Oliven, in Stücken
- 1 rote Paprikaschote, in Stücken
- 1 Dose Thunfisch im eigenen Saft
- Salz und Pfeffer zum Abschmecken
- 1 TL gehackter Basilikum

ZUBEREITUNG

1. Die Bandnudeln nach Packungsanweisung kochen.
2. Die Zwiebel und den Knoblauch schälen, halbieren, in den Thermomix geben und auf Stufe 5 für 3 Sekunden zerkleinern.
3. Das Öl hinzugeben und für 3 Minuten /Varoma auf Stufe 1 anschwitzen.
4. Die Oliven halbieren und die Paprika in Stücke schneiden. Beides zusammen mit den Tomaten und den Kapern mit in den Thermomix geben und alles für 15 Minuten bei 100 Grad Celsius auf Stufe 2 kochen.
5. Anschließend den Thunfisch dazugeben, mit Salz und Pfeffer würzen und nochmals für 3 Minuten bei 100 Grad Celsius auf Stufe 1 garen.
6. Die Nudeln mit der fertigen Soße vermischen und mit Basilikum garnieren.

KABELJAU IN SENFSOßE

PUNKTE

4 pro Portion

ZUTATEN

4 Portionen

- 600 g Kabeljau
- 1 TL Zitronensaft
- 1/2 TL Salz
- 2 Prisen Pfeffer
- 400 g Kartoffeln
- 500 g Wasser
- 1 Würfel Gemüsebrühe
- 50 g Frischkäse, bis 1% Fett
- 60 g mittelscharfer Senf
- 40 g Speisestärke

ZUBEREITUNG

1. Den Kabeljau mit Zitronensaft beträufeln, mit Salz und Pfeffer würzen und in den Varoma legen.
2. Die Kartoffeln schälen, in Stücke schneiden und diese in den Gareinsatz geben.
3. Wasser und die Gemüsebrühe in den Thermomix geben, den Gareinsatz einhängen, den Varoma aufsetzen und alles für 23 Minuten /Varoma auf Stufe 1 garen.
4. Anschließend den Fisch und die Kartoffeln warmstellen.
5. Alle übrigen Zutaten zu der Brühe in den Thermomix geben, für 10 Sekunden auf Stufe 6 verrühren und anschließend für 2,5 Minuten bei 100 Grad Celsius auf Stufe 2 aufkochen lassen.
6. Die Soße zusammen mit den Kartoffeln und dem Fisch servieren.

PASTA MIT RÄUCHERLACHSSOßE

PUNKTE

12 pro Portion

ZUTATEN

5 Portionen

- 400 g Nudeln (Bandnudeln)
- 250 g Zwiebeln
- 1 EL Öl
- 100 g Wasser
- 1 TL Gemüsebrühpulver
- 500 g Milch, 1,5% Fett
- etwas Salz
- etwas Pfeffer
- 1/2 TL Knoblauchpulver
- 1 TL Dill
- 1 TL Petersilie
- 2 TL Speisestärke
- 200 g Räucherlachs, in Streifen

ZUBEREITUNG

1. Die Bandnudeln nach Packungsanweisung kochen.
2. Die Zwiebeln schälen, halbieren, in den Thermomix geben und für 3 Sekunden auf Stufe 5 zerkleinern.
3. Das Öl hinzugeben und für 3 Minuten /Varoma im Linkslauf auf Stufe 1 andünsten.
4. Das Wasser und das Gemüsebrühpulver hinzugeben und alles für 5 Minuten bei 100 Grad Celsius auf Stufe 1 im Linkslauf kochen.
5. Anschließend die Milch und alle Gewürze hinzufügen und für weitere 5 Minuten bei 100 Grad Celsius auf Stufe 1 im Linkslauf kochen.
6. In einer Tasse die Speisestärke mit etwas Wasser glattrühren und mit dem Spatel unter die Soße heben.
7. Zum Schluss noch den Räucherlachs zugeben und alles für 3 Minuten im Linkslauf bei 80 Grad Celsius verrühren und mit den gekochten Bandnudeln servieren.

PIRATENTOPF

PUNKTE

7 pro Portion

ZUTATEN

4 Portionen

- 1 Zwiebel
- 1 rote Paprika
- 1 gelbe Paprika
- 2 TL Pflanzenöl
- 1 EL Tomatenmark
- 500 g Tomatensaft
- 400 g stückige Tomaten
- 200 g Gemüsebrühe
- 200 g Vollkornspaghetti
- 1 Dose Thunfisch im eigenen Saft
- 150 g tiefgekühlte Erbsen
- 1 TL Oregano
- 1/2 TL Paprika edelsüß
- Salz
- Pfeffer

ZUBEREITUNG

1. Die Zwiebel schälen, halbieren und für 5 Sekunden auf Stufe 5 zerkleinern. Anschließend nach unten schieben.
2. Die rote und die gelbe Paprika entkernen, grob zerkleinern und in den Thermomix geben. Anschließend 3 Sekunden auf Stufe 5 zerkleinern.
3. Das Tomatenmark und das Öl hinzugeben und alles für 3 Minuten bei 120 Grad Celsius im Linkslauf auf Stufe 1 anschwitzen.
4. Danach die stückigen Tomaten, den Tomatensaft und die Gemüsebrühe dazugeben, den Deckel schließen und alles für 100 Grad im Linkslauf für 25 Minuten kochen.
5. Die Spaghetti durch die Öffnung stecken und bei erreichter Temperatur etwas mit dem Spatel nachdrücken.

6. Die Erbsen und den Thunfisch zugeben und alles zusammen nochmals bei 100 Grad Celsius im Linkslauf für 5 Minuten erhitzen.
7. Zum Schluss mit den Kräutern und Gewürzen abschmecken.

THUNFISCH-PAPRIKA-RISOTTO

PUNKTE

6 pro Portion

ZUTATEN

2 Portionen

- 1 Zwiebel
- 3 rote Paprika
- 1 TL Pflanzenöl
- 80 g Risottoreis
- 200 g Gemüsebrühe
- 1 Dose Thunfisch im eigenen Saft
- 1 EL geriebenen Parmesan
- 2 TL Halbfettmargarine
- 2 TL Thymian
- Salz und Pfeffer zum Abschmecken

ZUBEREITUNG

1. Die Zwiebel schälen, halbieren und in den Thermomix geben. Die Paprika entkernen und in groben Stücken mit in den Thermomix geben. Beides für 3 Sekunden auf Stufe 3 zerkleinern.
2. Das Öl und den Reis zugeben und alles für 3 Minuten/Varoma auf Stufe 2 anschwitzen.
3. Anschließend die Gemüsebrühe dazugeben und alles für 15 Minuten bei 100 Grad Celsius auf Stufe 1 im Linkslauf garen. Den Garkorb als Spritzschutz nehmen.
4. 5 Minuten vor Ende der Garzeit den Thunfisch dazugeben und miterwärmen.
5. Am Ende den Parmesan, die Margarine und den Thymian zugeben und alles für 3 Sekunden im Linkslauf auf Stufe 3 unterrühren.
6. Das Risotto abschließend mit etwas Salz und Pfeffer abschmecken.

GEFÜLLTE ZUCCHINI MIT THUNFISCH

PUNKTE

5 pro Portion

ZUTATEN

2 Portionen

- 2 Zucchini
- 4 Frühlingszwiebeln
- 2 Tomaten
- 200 g Hüttenkäse, bis 5% Fett
- 2 Dosen Thunfisch im eigenen Saft
- 4 EL geriebenen Käse, 30% Fett
- Salz
- Pfeffer
- Thymian

ZUBEREITUNG

1. Den Backofen auf 180 Grad Celsius vorheizen.
2. Die Zucchini längs halbieren und mit einem Löffel aushöhlen.
3. Die Frühlingszwiebeln kleinschneiden und die Tomaten würfeln. Anschließend beides in den Thermomix geben und für 5 Sekunden auf Stufe 5 zerkleinern.
4. Den Hüttenkäse, den Thunfisch, Salz, Pfeffer und Thymian mit hinzugeben und alles für 10 Sekunden auf Stufe 3 im Linkslauf verrühren.
5. Die Zucchinihälften in eine Auflaufform legen, mit der Thunfischmasse befüllen und anschließend mit Käse bestreuen.
6. Die Auflaufform auf mittlerer Schiene in den Backofen geben und die Zucchini circa 20 Minuten goldbraun backen.

FARFALLE MIT BROKKOLISOßE

PUNKTE

9 pro Portion

ZUTATEN

2 Portionen

- 750 g tiefgekühlte Brokkoliröschen
- 1 l Gemüsebrühe
- 160 g Farfalle
- 1 EL Cremefine Légere
- 1 Dosen Erbsen- und Möhrengemüse
- Salz
- Pfeffer
- Muskatnuss

ZUBEREITUNG

1. Gemüsebrühe in den Thermomix geben und die Brokkoliröschen im Varoma auf den Thermomix setzen. Für 12 Minuten auf Stufe 1/Varoma garen.
2. In der Zwischenzeit das Erbsen- und Möhrengemüse abtropfen lassen.
3. Anschließend den Gareinsatz in den Thermomix einhängen und die Nudeln einwiegen. Danach den Varoma wieder aufsetzen und alles für weitere 13 Minuten auf Stufe 1/Varoma garen.
4. Anschließend die Brokkoliröschen und die Nudeln warmstellen.
5. 250 g der Gemüsebrühe auffangen und in den Thermomix geben. 1/3 von den Brokkoliröschen mit in den Thermomix geben und zusammen mit der Gemüsebrühe für 10 Sekunden auf Stufe 8 pürieren.
6. Danach Cremefine Légere zugeben und die Soße für 3 Minuten auf Stufe 2 bei 100 Grad Celsius aufkochen.
7. Zum Schluss die Gewürze und das Erbsen- und Möhrengemüse dazugeben. Die Soße für 2 Minuten im Linkslauf bei 80 Grad Celsius erwärmen, mit etwas Salz und Pfeffer abschmecken und mit den Nudeln vermengen.

GRIECHISCHES RISOTTO

PUNKTE

8 pro Portion

ZUTATEN

4 Portionen

- 1 rote, 1 grüne und 1 gelbe Paprika
- 4 Tomaten
- 3 Zucchini
- 1 Zwiebel
- 2 Knoblauchzehen
- 2 TL Pflanzenöl
- 2 TL Tomatenmark
- Salz
- Pfeffer
- 500 g Gemüsebrühe
- 200 g griechische Reisnudeln
- 1 TL getrockneter Majoran
- 1/2 TL getrockneter Rosmarin
- 100 g Schafskäse, 25% Fett

ZUBEREITUNG

1. Die Paprika, die Tomaten und die Zucchini waschen. Die Paprika entkernen. Die Tomaten und die Paprika in Würfel schneiden und die Zucchini in Scheiben schneiden.
2. Die Zwiebel und die Knoblauchzehen schälen, halbieren, in den Thermomix geben und für 5 Sekunden auf Stufe 5 zerkleinern.
3. Danach 2 TL Öl hinzufügen und für 2 Minuten bei 100 Grad Celsius auf Stufe 2 glasig andünsten.
4. 2 TL Tomatenmark hinzugeben und alles für eine weitere Minute bei 100 Grad Celsius auf Stufe 2 anschwitzen.
5. Die Paprikawürfel und Zucchinischeiben zufügen, mit Salz und Pfeffer würzen und mit der Gemüsebrühe übergießen.

6. 200 g Reisnudeln dazu wiegen und diese mit Majoran und Rosmarin würzen.
7. Das Risotto mit Deckel 15 Minuten bei 100 Grad Celsius auf Stufe 4 im Linkslauf kochen.
8. 5 Minuten vor Ende der Garzeit die Tomatenwürfel hinzufügen und mit garen.
9. Den Schafskäse in Würfel schneiden und über das fertige Risotto streuen.

BUNTE TORTELLINISUPPE

PUNKTE

6 pro Portion

ZUTATEN

4 Portionen

- 1 kleine Dose Mais
- 1/2 Bund Petersilie, gehackt
- 1 Zwiebel
- 2 Knoblauchzehen
- 400 g Möhren
- 2 TL Olivenöl
- 1 EL Ajvar
- 1 EL Tomatenmark
- 1 l Wasser
- 4 TL Gemüsepaste
- 150 g tiefgekühlte Erbsen
- 400 g Tortellini mit Spinat-Füllung
- Salz
- Pfeffer
- Paprikapulver

ZUBEREITUNG

1. Die Zwiebel und den Knoblauchzehen schälen, halbieren, in den Thermomix geben und auf Stufe 5 für 5 Sekunden zerkleinern.
2. Die Möhren schälen, in Würfel schneiden und zusammen mit dem Öl mit in den Thermomix geben und für 5 Minuten bei 100 Grad Celsius auf Stufe 1 andünsten.
3. In der Zwischenzeit die Tortellini in den Varoma legen.
4. Alle weiteren Zutaten, außer der Petersilie, in den Thermomix geben. Den Varoma aufsetzen und für 20 Minuten auf Stufe 1/Varoma im Linkslauf köcheln.
5. Zum Schluss alles in einer Schüssel zusammenmischen und mit Petersilie bestreuen.

37

GEMÜSERISOTTO

PUNKTE

12 pro Portion

ZUTATEN

2 Portionen

- 40 g Parmesan
- 1 Zwiebel
- 1 Knoblauchzehe
- 1 TL Olivenöl
- 150 g Tomaten
- 175 g Risottoreis
- 0,4 l Gemüsebrühe
- 300 g Gemüse der Saison
- Salz
- Pfeffer

ZUBEREITUNG

1. Den Parmesan in den Thermomix geben und für 10 Sekunden auf Stufe 10 mahlen und in eine Schüssel umfüllen.
2. Die Zwiebel und die Knoblauchzehe schälen, halbieren, in den Thermomix geben und auf Stufe 5 für 5 Sekunden zerkleinern. Anschließend mit dem Spatel nach unten geben.
3. Das Olivenöl hinzugeben und für 2 Minuten auf Stufe 1/Varoma andünsten.
4. Die Tomaten zugeben und für 5 Sekunden auf Stufe 5 zerkleinern.
5. Nach Zugabe den Reis noch einmal für 5 Minuten auf Stufe 1 / Varoma im Linkslauf köcheln.
6. Mit der Gemüsebrühe ablöschen und für 10 Minuten bei 90 Grad Celsius auf Stufe 1 im Linkslauf garen.
7. Anschließend das Gemüse der Saison in mundgerechte Stücke schneiden, zugeben und das Risotto erneut für 15 Minuten bei 90 Grad Celsius auf Stufe 1 im Linkslauf kochen lassen.
8. Abschließend den Parmesan unterheben.

VEGETARISCHE LASAGNE

PUNKTE

8 pro Portion

ZUTATEN

2 Portionen

- 1 Zucchini
- 100 g Champignons
- 1 Zwiebel
- 1 Knoblauchzehe
- 1 TL Öl
- 250 g passierte Tomaten
- Salz
- Pfeffer
- 1 TL Paprikapulver
- 125 g Hüttenkäse, bis 5% Fett
- 150 g Kräuterfrischkäse, bis 1% Fett
- 4 Lasagneplatten
- 23 g geriebener Gouda, 30% Fett

ZUBEREITUNG

1. Die Zwiebel und den Knoblauch schälen, halbieren, in den Thermomix geben und auf Stufe 5 für 5 Sekunden zerkleinern.
2. Mit dem Spatel nach unten schieben, das Öl hinzugeben und für 2 Minuten / Varoma auf Stufe1 glasig dünsten.
3. Die Pilze und die Zucchini in Scheiben schneiden und mit 1 EL Wasser, den passierte Tomaten und den Gewürzen in den Mixtopf geben und für 5 Minuten auf Stufe 1 bei 100 Grad Celsius kochen.
4. Den Hüttenkäse dazugeben und für 1 Minuten auf der Sanftrührstufe alles miteinander vermengen.
5. Den Frischkäse in einer Schüssel zusammen mit etwas Wasser zu einer cremigen Soße verrühren.
6. In eine Auflaufform die Frischkäsesoße, die Lasagneplatten und die Tomatensoße schichten. Dabei mit der Frischkäsesoße beginnen und mit der Tomatensoße abschließen.

7. Zum Schluss noch den Gouda darüber streuen und die Lasagne für 30 Minuten bei 180 Grad Celsius im Backofen backen.

PENNE MIT TOMATEN-NUSS-PESTO

PUNKTE

14 pro Portion

ZUTATEN

4 Portionen

- 280 g Penne-Nudeln
- 120 g getrocknete Tomaten, ohne Öl
- 4 EL Walnüsse
- 6 TL Halbfettmargarine
- 4 TL Tomatenmark
- 400 g passierte Tomaten
- 6 EL gehackte Petersilie
- 4 EL Parmesan
- 2 Knoblauchzehen
- 1/2 TL Gemüsebrühe
- 400 g Cocktailtomaten
- Jodsalz

ZUBEREITUNG

1. Den Parmesan in den Thermomix geben und für 10 Sekunden auf Stufe 8 zerkleinern und anschließend umfüllen.
2. Die Nudeln nach Packungsanweisung kochen.
3. Die getrockneten Tomaten mit heißem Wasser überbrühen und anschließend für 10 Minuten ziehen lassen.
4. Die Cocktailtomaten halbieren und dann zunächst zur Seite stellen.
5. Die Walnüsse in den Thermomix geben, für 4 Sekunden auf Stufe 6 zerkleinern und danach 1,5 Minuten/Varoma im Linkslauf anrösten.
6. Die Margarine zugeben und für eine Minuten bei 100 Grad Celsius auf Stufe 1 im Linkslauf schmelzen.
7. Das Tomatenmark, die passierten Tomaten, die Petersilie, die getrockneten Tomaten, den Knoblauch sowie den Parmesan hinzugeben und alles für 15 Sekunden auf Stufe 10 pürieren.
8. Anschließend 3 EL Nudelwasser zum Pesto geben und mit Salz nachwürzen. Für 10 Sekunden auf Stufe 4 alles miteinander verrühren.

9. Die Gemüsebrühe mit etwas Wasser aufkochen und die Cocktailtomaten kurz mit erhitzen.

10. Die Penne mit dem Pesto vermengen und mit den Tomatenhälften garnieren.

GEFÜLLTE ZUCCHINI MIT GEMÜSECOUSCOUS UND FETA

PUNKTE

8 pro Portion

ZUTATEN

1 Portionen

- 1 Zucchini
- 1 Möhre
- 1 rote Paprika
- 1 Knoblauchzehe
- 1 TL Olivenöl
- 40 g Couscous
- 80 g heiße Gemüsebrühe
- 1 TL Tomatenmark
- 60 g Feta, 25% Fett
- Salz
- Pfeffer

ZUBEREITUNG

1. Den Couscous in eine Schüssel füllen und mit heißer Gemüsebrühe übergießen. Für 10 Minuten quellen lassen und währenddessen die restlichen Zutaten zubereiten.
2. Die Möhren schälen und in Stücke schneiden. Die Paprika entkernen und vierteln. Den Knoblauch schälen und zusammen mit der Möhre und der Paprika in den Mixtopf geben. Anschließend für 8 Sekunden auf Stufe 4 zerkleinern.
3. Das Olivenöl hinzugeben und alles für 8 Minuten bei 100 Grad Celsius auf Stufe 1 andünsten.
4. In der Zwischenzeit die Zucchini halbieren und mit einem Löffel aushölen.
5. Den Couscous zusammen mit dem Tomatenmark, Pfeffer und Salz vermischen, das gedünstete Gemüse hinzugeben und alles miteinander verrühren.

6. Die Zucchinihälften mit dem Couscous füllen. Den Feta zerbröseln und auf der Zucchini verteilen.
7. Anschließend die gefüllte Zucchini in den Varoma gelegt. 500 g Wasser in den Mixtopf geben, den Varoma aufsetzen und alles für 20 Minuten/Varoma auf Stufe 1 garen.

CREMEKARTOFFELN MIT SPINAT

PUNKTE

13 pro Portion

ZUTATEN

3 Portionen

- 1 Zwiebel
- 2 Knoblauchzehen
- 1 TL Rapsöl
- 250 g Milch, 1,5% Fett
- 150 g Cremefine, 7% Fett
- 100 g Wasser
- 2 EL Speisestärke
- 2 TL Kräutersalz
- 1000 g Kartoffeln, festkochend
- 500 g Blattspinat, gehackt
- 100 g Schmelzkäse, 20% Fett
- 1/2 TL Thymianblättchen
- 2 Prisen Muskat

ZUBEREITUNG

1. Die Zwiebel und den Knoblauch schälen, halbieren, in den Thermomix geben und für 3 Sekunden auf Stufe 5 zerkleinern.
2. Das Rapsöl hinzugeben und alles für 3 Minuten/Varoma auf Stufe 1 andünsten.
   Milch, Cremefine, Wasser und Speisestärke hinzugeben und die Soße auf Stufe 4 bei 100 Grad Celsius auf Stufe 1 erhitzen.
3. Die Kartoffeln schälen und in mundgerechte Würfel schneiden.
4. Anschließend das Kräutersalz und die Kartoffeln zugeben und alles für 18 Minuten auf Stufe 1 bei 100 Grad Celsius im Linkslauf garen.
5. Danach den Spinat zugeben und alles nochmals für 6 Minuten bei 90 Grad Celsius auf Stufe 2 im Linkslauf garen.
6. Abschließend die restlichen Zutaten dazugeben und für eine Minute bei 80 Grad Celsius auf Stufe 1 im Linkslauf untermischen.

SPAGHETTI MIT ZUCCHINI-CHAMPIGNONS-SOßE

PUNKTE

22 pro Portion

ZUTATEN

2 Portionen

- 40 g Parmesan
- 250 g Spaghetti
- 150 g Champignons
- 400 g Zucchini
- 1 Zwiebel
- 10 g Olivenöl
- 150 g saure Sahne, 10% Fett
- 100 g Milch, 1,5% Fett
- Salz, Pfeffer und Muskat zum Abschmecken

ZUBEREITUNG

1. Die Spaghetti nach Packungsanweisung kochen.
2. Den Parmesan in den Thermomix geben und für 5 Sekunden auf Stufe 10 zerkleinern und anschließend umfüllen.
3. Die Zucchini in Stücke schneiden, in den Thermomix geben und für 5 Sekunden auf Stufe 5 zerkleinern. Anschließend wieder umfüllen.
4. Die Zwiebel schälen, halbieren und anschließend in den Thermomix geben. Für 5 Sekunden auf Stufe 5 zerkleinern.
5. Die Champignons in Scheiben schneiden und diese zusammen mit der Zucchini dem Olivenöl mit in den Thermomix geben. Alles für 3 Minuten/Varoma auf Stufe 2 im Linkslauf garen.
6. Die restlichen Zutaten hinzufügen und alles für 7 Minuten auf Stufe 1/Varoma im Linkslauf garen.
7. Abschließend die Soße mit Salz, Pfeffer und Muskatnuss würzen und mit den gekochten Spaghetti vermengen.

ZITRONEN-TAGLIATELLE

PUNKTE

14 pro Portion

ZUTATEN

4 Portionen

- 35 g Walnüsse
- 4 Zwiebeln
- 25 g Olivenöl
- 300 g Wasser
- 1 Zitrone
- 400 g Zucchini
- etwas Olivenöl zum Beträufeln
- 400 g Nudeln (Tagliatelle)
- Salz

ZUBEREITUNG

1. Die Walnüsse in den Thermomix geben und für 3 Sekunden auf Stufe 5 zerkleinern und anschließend umfüllen.
2. Die Zwiebeln schälen, halbieren, in den Thermomix geben und für 5 Sekunden auf Stufe 5 zerkleinern. Mit dem Spatel nach unten schieben und das Wasser und das Olivenöl hinzugeben. Alles für 60 Minuten bei 100 Grad Celsius auf Stufe 1 kochen.
3. In der Zwischenzeit die Zucchini waschen, die Enden entfernen und halbieren. Mit einem Sparschäler die Zucchini in dünne Scheiben schneiden, diese in den Varoma geben und mit etwas Olivenöl beträufeln.
4. Die Nudeln nach Packungsanweisung kochen.
5. Von der Zitrone die Schale dünn mit einem Sparschäler abschälen. Dann die weißen Zesten und die Kerne entfernen. Das Fruchtfleisch und die Zitronenschale in den Mixtopf zu den Zwiebeln geben. Den Varoma aufsetzen und dann für 10 Minuten /Varoma auf Stufe 1 mitkochen.
6. Die Zitronen-Zwiebel-Sauce für 15 Sekunden auf Stufe 8 pürieren.
7. Alles in einer Schüssel miteinander vermengen, mit Salz abschmecken und die Nüsse darüber streuen.

VOLLKORNNUDELN MIT TOMATEN UND HIRTENKÄSE

PUNKTE

13 pro Portion

ZUTATEN

4 Portionen

- 1 Zwiebel
- 1 Knoblauchzehe
- 20 g Rapsöl
- 450 g Wasser
- 200 g Milch, 1,5% Fett
- 2 TL Gemüsebrühe
- 1/2 TL Salz
- 2 Prisen Muskat
- 270 g Vollkornnudeln
- 4 Rispentomaten
- 250 g Hirtenkäse, in kleine Würfel geschnitten, light

ZUBEREITUNG

1. Die Zwiebel und den Knoblauch schälen, halbieren, in den Thermomix geben und für 4 Sekunden auf Stufe 5 zerkleinern.
2. Das Rapsöl hinzufügen und alles für 2 Minuten/Varoma auf Stufe 2 andünsten.
3. Wasser, Milch, Salz, Muskatnuss und die Gemüsebrühe zugeben und alles für 5 Minuten auf Stufe 1 bei 100 Grad Celsius kochen lassen.
4. Anschließend die Vollkornnudeln in den Mixtopf geben und alles für weitere 10 Minuten im Linkslauf bei 80 Grad Celsius garen.
5. Zwischenzeitlich die Tomaten und den Hirtenkäse in Würfel schneiden, diese nach Ende der Garzeit mit dazugeben und für 5 Minuten bei 70 Grad Celsius auf Stufe 3 im Linkslauf untermischen.

SPARGELRISOTTO

PUNKTE

8 pro Portion

ZUTATEN

2 Portionen

- 1 Zwiebel
- 1 Knoblauchzehe
- 2 TL Öl
- 250 g Spargel weiß
- 250 g Spargel grün
- 100 g Risottoreis
- 550 g Gemüsebrühe
- 3 EL Frischkäse, bis 1% Fett
- 1 EL Parmesan, gerieben
- Salz
- Pfeffer
- Safran

ZUBEREITUNG

1. Die Zwiebel und den Knoblauch schälen, halbieren, in den Thermomix geben und für 3 Sekunden auf Stufe 7 hacken.
2. Anschließend das Öl hinzugeben und für 2 Minuten/Varoma auf Stufe 1 andünsten.
3. Den weißen Spargel schälen und zusammen mit dem gründen Spargel in Stücke schneiden. Diese mit hinzufügen und alles für 3 Minuten bei 100 Grad Celsius im Linkslauf garen.
4. Danach den Risottoreis zugeben und für weitere 3 Minuten bei 100 Grad Celsius im Linkslauf garen.
5. Anschließend mit der Gemüsebrühe ablöschen und für 20 Minuten bei 100 Grad Celsius im Linkslauf garen.
6. Zum Schluss den Frischkäse und den Parmesan unterrühren und das Risotto mit den Gewürzen abschmecken.

ZUCCHINIWAFFELN

PUNKTE

4 pro Portion

ZUTATEN

4 Portionen

- 500 g Zucchini
- 90 g Mehl
- 20 g Margarine, vollfett
- 1 Ei
- 1/2 Päckchen Backpulver
- 3 EL Mineralwasser
- 1/2 TL Salz

ZUBEREITUNG

1. Die Zucchini in grobe Stücke schneiden, diese in den Thermomix geben und für 10 Sekunden auf Stufe 5 zerkleinern.
2. Alle weiteren Zutaten hinzugeben und für 5 Sekunden auf Stufe 3 unterrühren.
3. Nun den Teig, bei mittlerer Temperatur, nach und nach im Waffeleisen für circa 3 Minuten je Waffel backen.

PAPRIKA-NUDEL-TOPF

PUNKTE

16 pro Portion

ZUTATEN

2 Portionen

- 1 Zwiebel
- 1 Möhre
- 1 TL Öl
- 1 Paprika
- 15 g Tomatenmark
- 400 g Wasser
- 150 g Rama Cremefine, 7% Fett
- 50 g saure Sahne, 10% Fett
- 1 TL Gemüsebrühe
- 200 g Nudeln
- Salz
- Pfeffer
- 2 EL geriebenen Parmesan

ZUBEREITUNG

1. Die Zwiebel und die Möhre schälen, halbieren, in den Thermomix geben und alles für 5 Sekunden auf Stufe 5 zerkleinern.
2. Das Öl hinzugeben und für 2 Minuten/Varoma auf Stufe 2 andünsten.
3. Die Paprika entkernen, würfeln und zusammen mit dem Tomatenmark in den Thermomix geben und für 4 Minuten/Varoma andünsten.
4. Alle weiteren Zutaten (außer den Parmesan) in den Thermomix geben und für 14 Minuten bei 100 Grad Celsius im Linkslauf kochen.
5. Abschließend den Parmesan über den Nudeln verteilen.

SPAGHETTI BOLOGNESE MIT FENCHEL

PUNKTE

10 pro Portion

ZUTATEN

4 Portionen

- 300 g Fenchel
- 2 Möhren
- 1 Zwiebel
- 1 TL Öl
- 460 g Tatar
- 2 EL Tomatenmark
- 800 g passierte Tomaten
- 100 g Brühe
- 300 g Nudeln
- Salz
- Pfeffer
- Paprikagewürz

ZUBEREITUNG

1. Die Spaghetti nach Packungsanweisung kochen.
2. Den Fenchel in den Thermomix geben, für 3 Sekunden auf Stufe 4 zerkleinern und anschließend zur Seite stellen.
3. Die Möhren und Zwiebel schälen, halbieren, in den Thermomix geben und für 3 Sekunden auf Stufe 4,5 zerkleinern und ebenfalls zur Seite stellen.
4. Das Öl und das Tatar in den Thermomix geben und für 3 Minuten bei 100 Grad Celsius auf Stufe 2 anbraten und mit Salz, Pfeffer und Paprikagewürz abschmecken.
5. Das Tomatenmark und das Zwiebel-Karotten-Gemisch hinzufügen und für weitere 2 Minuten bei 100 Grad Celsius auf Stufe 1 andünsten.
6. Die passierten Tomaten und die Brühe hinzugießen und für 10 Minuten bei 100 Grad Celsius auf Stufe 1 im Linkslauf kochen.
7. Bei dem Fenchel die harten Enden entfernen und den Fenchel in kleine Stücke schneiden.

8. Abschließend den Fenchel mit zur Soße geben und diese für 15 Minuten bei 100 Grad Celsius im Linkslauf auf Stufe 1 kochen lassen.
9. Die Spaghetti zusammen mit der Fenchel-Bolognese servieren.

KICHERERBSENSUPPE MIT BLUMENKOHL

PUNKTE

0 pro Portion

ZUTATEN

4 Portionen

- 1 TL Pflanzenöl
- 1 Zwiebel
- 1 Knoblauchzehe
- 1 TL Kreuzkümmel
- 1 l Gemüsebrühe
- 1 EL Curry-Würzpaste
- 1 Blumenkohl, in Röschen
- 400 g Kichererbsen, eingeweicht
- 2 EL Koriander
- 4 EL Magermilchjoghurt

ZUBEREITUNG

1. Die Zwiebel und den Knoblauch schälen, halbieren, in den Thermomix geben und für 5 Sekunden auf Stufe 5 zerkleinern.
2. Anschließend das Öl hinzugeben und für 2 Minuten/Varoma andünsten.
3. Den Kreuzkümmel dazugeben und für eine weitere Minute andünsten.
4. Die Gemüsebrühe, die Currypaste und die Kichererbsen hinzufügen, den Blumenkohl in den Varoma legen und für 20 Minuten/Varoma im Linkslauf kochen, bis das Gemüse bissfest ist.
5. Die Hälfte des Blumenkohls in den Thermomix geben und für 10 Sekunden auf Stufe 8 pürieren.
6. Den restlichen Blumenkohl und die Kichererbsen in den Thermomix geben und für 30 Sekunden auf Stufe 2 im Linkslauf unterrühren.
7. Jede Portion mit 1 EL Joghurt und Korianderblättern garnieren.

SPAGHETTIPIZZA

PUNKTE

9 pro Portion

ZUTATEN

4 Portionen

- 160 g Spaghetti
- Salz
- 1 Zwiebel
- 1 TL Rapsöl
- 240 g Tatar
- Pfeffer
- 400 g Möhren
- 2 Zucchini
- 400 g Tomaten
- getrockneter Rosmarin
- 1 TL Oregano, getrocknet
- 3 EL Tomatenmark
- 4 Eier
- 60 g Creme Légere
- 80 g geriebenen Käse, 30% Fett

ZUBEREITUNG

1. Die Spaghetti nach Packungsanweisung kochen.
2. Die Zwiebel schälen, halbieren, in den Thermomix geben und für 5 Sekunden auf Stufe 5 zerkleinern.
3. Mit einem Spatel die Zwiebel nach unten schieben, Öl und Tatar zugeben und für 5 Minuten bei 100 Grad Celsius im Linkslauf auf Stufe 1 anschwitzen und mit Salz und Pfeffer würzen.
4. Den Mixtopf leeren und die Möhren, Zucchini und Tomaten in groben Stücken bei Stufe 5 für 6 Sekunden zerkleinern.
5. Zwiebel-Tatar-Gemisch hinzufügen und mit Salz, Oregano und Rosmarin würzen. Tomatenmark zufügen und alles für 6 Minuten bei

100 Grad Celsius auf Stufe 4 garen. Anschließend umfüllen und den Mixtopf säubern.

6. Eier mit Creme Légere in den Mixtopf geben und bei Stufe 5 für 6 Sekunden verrühren, mit den gegarten Nudeln vermengen und auf ein Backblech verteilen, welches mit Backpapier ausgelegt ist.

7. Die Fleisch-/Gemüsesoße auf die Spaghetti streichen. Anschließend mit dem Käse bestreuen und für 30 Minuten bei 180 Grad Celsius auf mittlerer Schiene backen.

MEDITERRANER FILETTOPF

PUNKTE

4 pro Portion

ZUTATEN

4 Portionen

- 2 Möhren
- 1 Zucchini
- 1 rote Paprika
- 1 gelbe Paprika
- 2 Zwiebeln, geschält
- 1 Knoblauchzehe, geschält
- 2 TL Olivenöl
- 400 g Schweinefilet, in Streifen
- 2 Dosen stückige Tomaten
- 40 g Tomatenmark
- 2 TL mediterrane Kräutermischung
- 1 TL Gemüsebrühe
- 1 TL Salz
- 1/2 TL Pfeffer
- 300 g Wasser
- 100 g Creme Légere

ZUBEREITUNG

1. Die Möhren schälen und zusammen mit der Zucchini in Scheiben schneiden. Die Paprika entkernen und in Stücke schneiden. Das Gemüse in den Varoma geben. Eine Zwiebel schälen, halbieren und in Scheiben schneiden. Die Zwiebelscheiben über dem Gemüse verteilen.
2. Die andere Zwiebel und den Knoblauch schälen, halbieren, in den Thermomix geben und für 5 Sekunden auf Stufe 5 zerkleinern.
3. Olivenöl hinzugeben und alles für 3 Minuten bei 120 Grad Celsius auf Stufe 1 dünsten.
4. Das Fleisch hinzufügen und für 5 Minuten bei 120 Grad Celsius auf Sanftrührstufe garen.

5. Stückige Tomaten, Tomatenmark, Gewürze und Wasser zugeben, den Varoma aufsetzen und alles für 20 Minuten/Varoma auf Sanftrührstufe köcheln lassen.
6. Den Varoma herunternehmen, Creme Légere in den Mixtopf geben und für 5 Sekunden auf Stufe 3 unterrühren.
7. Abschließend das Gemüse für 2 Sekunden auf Stufe 3 unterheben.

SCHWEINEFILET MIT MÖHRENSOßE

PUNKTE

12 pro Portion

ZUTATEN

4 Portionen

- 500 g Schweinefilet
- 250 g Möhren, in Scheiben
- Salz
- Pfeffer
- 300 g Reis

Soße
- 800 g Wasser
- 1 TL Salz
- 250 g Möhren
- 1 EL Tomatenmark
- 300 g Milch, 1,5% Fett
- 1 TL Öl
- 25 g Mehl
- Pfeffer
- Petersilie
- Zwiebelpulver

ZUBEREITUNG

1. Das Schweinefilet in den Einlegeboden vom Varoma legen und mit Salz und Pfeffer würzen. Die Möhren schälen, in Scheiben schneiden und im Varoma verteilen.
2. Die Möhren, für die Soße, in den Thermomix geben und für 5 Sekunden auf Stufe 5 zerkleinern.
3. Anschließend Öl hinzugeben und für 4 Minuten/Varoma auf Stufe garen.
4. Das Tomatenmark hinzugeben und nochmals für 2 Minuten /Varoma auf Stufe 1 garen.

5. Den Reis in den Gareinsatz einwiegen und das Wasser und das Salz über den Reis in den Thermomix schütten.

6. Anschließend den Varoma aufsetzen und für 30 Minuten/Varoma auf Stufe 1 garen.

7. Danach den Varomainhalt und Reis warmstellen.

8. Die Garflüssigkeit für 30 Sekunden auf Stufe 10 pürieren.

9. Milch, Mehl und Gewürze zugeben und die Soße nochmals für 5 Minuten bei 100 Grad Celsius auf Stufe 4 kochen.

10. Abschließend die Soße über den Varomainhalt geben und alles miteinander vermengen.

FRUCHTIGES HÄHNCHENCURRY

PUNKTE

5 pro Portion

ZUTATEN

4 Portionen

- 5 Möhren
- 1 Porree
- 200 g Bohnen
- 500 g Hähnchenbrust
- Sojasoße
- 200 g Reis
- 1 Papaya
- 700 g Wasser
- 1 EL Curry
- Kräutersalz
- Koriander
- Pfeffer
- Chilipulver
- Worcherstersoße

ZUBEREITUNG

1. Die Hähnchenbrust abspülen, trocken tupfen und anschließend kleinschneiden. Dann mit Kräutersalz und Sojasoße vermischen und für 20 Minuten ziehen lassen.
2. Möhren und Porree waschen, in grobe Stücke schneiden und zusammen mit den Bohnen in den Mixtopf geben. Alles kurz auf Stufe 6 zerkleinern. Anschließend das Gemüse in den Varoma geben und mit etwas Kräutersalz würzen.
3. Wasser in den Mixtopf wiegen. Den Varoma aufsetzen und das Gemüse für 15 Minuten/Varoma auf Stufe 1 garen.
4. Den Einlegeboden mit angefeuchtetem Backpapier auslegen und das Hähnchen darauf verteilen. Den Einlegeboden auf den Varoma setzen.

5. Das Garkörbchen einsetzen, den Reis einwiegen und kurz auf Stufe 6 durchspülen. Dann den Varoma und den Einlegeboden aufsetzen und für 25 Minuten /Varoma auf Stufe 1 garen.

6. In der Zwischenzeit die Papaya halbieren, entkernen und das Fruchtfleisch herauslöffeln.

7. Das Gemüse, das Fleisch und den Reis in eine große Schüssel geben und alles gut vermischen.

8. 300 g der Garflüssigkeit zusammen mit der Papaya, dem Curry und den restlichen Gewürzen in den Thermomix geben und alles für 5 Minuten bei 100 Grad Celsius auf Stufe 2 kochen.

9. Die Soße mit in die Schüssel geben und nochmals alles mischen.

ZIGEUNERGESCHNETZELTES AUS DEM OFEN

PUNKTE

15 pro Portion

ZUTATEN

2 Portionen

- 120 g Spiralnudeln
- Salz
- 400 g Schweineschnitzel
- 1 TL Pflanzenöl
- Pfeffer
- 2 Zwiebeln
- 1 rote Paprika
- 1 gelbe Paprika
- 1 grüne Paprika
- 250 g Champignons
- 500g Tomatensaft
- 1 EL Tomatenmark
- Paprikapulver
- getrockneter Oregano
- 60 g geriebenen Käse, 30% Fett

ZUBEREITUNG

1. Die Spiralnudeln nach Packungsanweisung kochen und das Schnitzel in Streifen schneiden.
2. Das Öl in den Thermomix geben, Schnitzelstreifen hinzufügen und für 7 Minuten/Varoma im Linkslauf dünsten.
3. Anschließend mit Salz und Pfeffer würzen und in eine Auflaufform geben.
4. Die Zwiebeln schälen und halbieren. Die Paprika entkernen und in grobe Stücke schneiden. Zwiebeln, Paprika und Champignons zum Bratsud in den Thermomix geben und alles für 5 Sekunden auf Stufe 4 zerkleinern. Für 10 Minuten /Varoma auf Stufe 1 im Linkslauf andünsten.

5. Die restlichen Zutaten, außer den Käse, zugeben und alles für 1 Minute weiterkochen lassen.
6. Die Nudeln gut abtropfen lassen, zusammen mit der Soße zu den Fleischstreifen geben, alles gut vermischen und in eine Auflaufform geben.
7. Den Auflauf mit Käse bestreuen und im Backofen bei 200 Grad Celsius auf mittlerer Schiene circa 20 Minuten backen.

GEFLÜGELSPIEßE MIT ROTEM REIS

PUNKTE

8 pro Portion

ZUTATEN

4 Portionen

- 300 g Hähnchenbrustfilet
- 1 Zucchini
- 1 Paprika
- 100 g Champignons
- 6 EL Sojasoße
- 1 EL Öl
- 1 TL Chinagewürz
- etwas Salz
- 1/2 TL gemahlener Ingwer
- 1/2 TL Chilipulver

Roter Reis
- 1 Zwiebel
- 3 EL Tomatenmark
- 1 TL Gemüsebrühpulver
- 250 g Reis
- 20 g Mehl
- Salz und Pfeffer zum Abschmecken

ZUBEREITUNG

1. Das Fleisch in Würfel schneiden. Die Zucchini in Scheiben schneiden, die Champignons halbieren und die Paprika entkernen und anschließend in mundgerechte Stücke schneiden.
2. Das Fleisch abwechselnd mit dem Gemüse auf einen Schaschlikspieß stecken und diese in den Varoma legen. Die Sojasoße mit den Gewürzen vermischen und die Spieße damit bestreichen.
3. Die Zwiebel schälen, halbieren, in den Thermomix geben und für 5 Sekunden auf Stufe 5 zerkleinern.
4. 2 EL Tomatenmark, 1l Wasser und das Gemüsebrühpulver dazugeben.

5. Den Reis in den Gareinsatz einwiegen. Den Deckel und Varoma aufsetzen und alles für 30 Minuten/Varoma auf Stufe 1 garen.
6. Anschließend die Spieße warmstellen.
7. Den Reis umfüllen.
8. Zur Garflüssigkeit noch 1 EL Tomatenmark, Mehl, Salz und Pfeffer zugeben und alles für 2 Minuten bei 100 Grad Celsius auf Stufe 4 kochen. Abschließend mit dem Reis vermischen und den Spießen servieren.

KARTOFFEL-MÖHREN-EINTOPF MIT TATAR

PUNKTE

10 pro Portion

ZUTATEN

2 Portionen

- 2 Zwiebeln
- 700 g Kartoffeln
- 325 g Möhren
- 2 TL Pflanzenöl
- 400 ml Gemüsebrühe
- 120 g Tatar
- 2 EL Senf
- 2 EL Frischkäse, bis 1% Fett
- 1 Prise Salz
- 1 EL Petersilie

ZUBEREITUNG

1. Die Zwiebeln, die Kartoffeln und die Möhren schälen.
2. Die Zwiebeln halbieren, in den Thermomix geben und für 2 Sekunden auf Stufe 5 zerhacken.
3. 1 TL Öl dazugeben und für 3 Minuten bei 100 Grad Celsius andünsten.
4. Die Möhren in Scheiben schneiden, zufügen, mit 200 ml Gemüsebrühe aufgießen und für 5 Minuten bei 100 Grad Celsius im Linkslauf köcheln lassen.
5. Die Kartoffeln in Würfel schneiden, dazugeben und mit der restlichen Gemüsebrühe aufgießen und alles für 18 Minuten bei 100 Grad Celsius im Linkslauf garen.
6. 1 TL Öl in einer Pfanne erhitzen und das Tatar für 5 Minuten anbraten.
7. Zum Schluss das Tatar, den Senf und den Frischkäse zum Gemüse geben und kurz auf Stufe 2 vermengen. Alles mit Salz und Pfeffer abschmecken und mit Petersilie bestreuen.

TAGLIATELLE MIT SCAMPI-KÄSE-SOßE

PUNKTE

8 pro Portion

ZUTATEN

4 Portionen

- 240 g Tagliatelle
- 1 Fenchelknolle
- 1 Zwiebel
- 500 g Gemüsebrühe
- 1 Knoblauchzehe
- 1 TL Dillspitzen
- 1 EL Soßenbinder, hell
- 2 EL Schmelzkäse, 20% Fett
- 300 g Scampi
- Salz und Pfeffer zum Abschmecken

ZUBEREITUNG

1. Die Zwiebel schälen und halbieren, den Fenchel in grobe Stücke schneiden und den Knoblauch schälen. Das Gemüse in den Thermomix geben, für 3 Sekunden auf Stufe 5 zerkleinern und in den Varoma umfüllen.
2. Die Scampi auf dem Varomaeinlegeboden verteilen.
3. Die Gemüsebrühe in den Mixtopf geben, den Varoma aufsetzen und für 15 Minuten /Varoma auf Stufe 1 garen.
4. Anschließend die Tagliatelle in den Mixtopf geben und für weitere 15 Minuten/Varoma auf der Stufe 1 im Linkslauf garen.
5. Die Nudeln herausnehmen und die Brühe auffangen.
6. Die Brühe anschließend mit dem Soßenbinder, Schmelzkäse und Dill für 5 Minuten/Varoma auf Stufe 2 verrühren.
7. Die Nudeln, das Fenchelgemüse und die Scampi zur Soße geben und alles kurz im Linkslauf auf Stufe 1 verrühren.
8. Abschließend alles mit etwas Salz und Pfeffer abschmecken.

FAMILIEN REZEPTE

www.ingramcontent.com/pod-product-compliance
Lightning Source LLC
Chambersburg PA
CBHW070645150426
42811CB00051B/750